Low Carb

Abendessen
ohne Kohlenhydrate

Miriam Lewis

Impressum
Low Carb – Abendessen ohne Kohlenhydrate

Autor: Miriam Lewis
Lektorat: Doris Eichhorn-Zeller

ISBN-13: 978-1516999675

ISBN-10: 1516999673

Inhaltsverzeichnis

Einführung

Abnehmen mit der Low Carb Diät

Low Carb Ernährung steht hoch im Kurs – nicht umsonst! Denn der bewusste Verzicht auf Kohlenhydrate hat nachweislich einen enormen Effekt auf die Gewichtsabnahme. Mit einer kohlenhydratarmen Ernährung führen Sie Ihrem Körper keine überschüssige Energie mehr zu, die er sonst als Fettreserve einlagern würde.
In Kombination mit Bewegung ist es ein idealer Weg, um dauerhaft und gesund überschüssige Kilos loszuwerden.
In diesem Kochbuch erhalten Sie 35 leckere Gerichte für Abendmahlzeiten. Zu Ihrer besseren Übersicht enthalten alle Rezepte genaue **Nährwertangaben** und weisen **max. 5 g KH und max. 300 Kcal pro Portion** auf.

Dieses Kochbuch eignet sich hervorragend für diejenigen Personen, die gerne gesund abnehmen möchten ohne auf leckeres Essen verzichten zu müssen.

Verschiedene Formen von Low Carb Diäten

Low Carb hat den Verzehr von wenigen Kohlenhydraten zum Inhalt. Diese Diät erlangt zu Beginn der 70er Jahre durch Herrn Dr. Robert Atkins Bekanntheit. Dieser Ernährungsforscher und Arzt reduzierte damit die Aufnahme von Kohlenhydraten zu Beginn enorm und nutzte Protein und Fett als hauptsächliche Energieträger. In der Zwischenzeit hat sich dieses Prinzip weiter entwickelt, es gibt zahlreiche Low Carb Diäten, die unterschiedliche Mengen an Kohlenhydraten zulassen. So gibt es unter anderem neben der Atkins Diät die Logi-Diät, den New York Body Plan von David Kirsch, die Scarsdale-Diät sowie die South Beach Diät. Einige dieser genannten Diäten reduzieren nicht ausschließlich die Kohlenhydratzufuhr, sondern legen vielmehr auch Wert auf (gute) Kohlenhydrate.

Einige Low Carb Diäten beschäftigen sich mit dem Glykämischen Index, welcher anhand der Zusammensetzung von Kohlenhydraten bestimmt wird. Sämtliche Lebensmittel mit einem relativ hohen Glykämischen Index – kurz GI – sollten gemieden werden. Diese Nahrungsmittel rufen einen schnellen Abstieg und Wiederabfall des Blutzuckerspiegels hervor. Aus diesem Grunde wird es figurbewussten Personen empfohlen, auf Kartoffelprodukte, Backerzeugnisse, Nudeln aus weißem Mehl sowie auf stark zuckerhaltigen Lebensmitteln zu verzichten. Kohlenhydrate, die über einen geringen GI verfügen, können in Maßen verzehrt werden. Dazu zählen neben Vollkornprodukten auch Obst und Hülsenfrüchte.

Kohlenhydrate sind nicht gleich Kohlenhydrate

Das Abendessen ohne Kohlenhydrate ist zwar sehr reich an Eiweiß und Fett – denn völlig ohne Kohlenhydrate funktioniert das menschliche Leben nicht. Kohlenhydrate braucht der Körper des Menschen, damit die Muskulatur und das Hirn stets ausreichend mit Energie versorgt werden können. Außerdem gibt es so gut wie kein Lebensmittel, in welchem nicht in geringen Mengen Kohlenhydrate enthalten sind.

Kohlenhydrate nehmen neben Fett und Eiweiß in der menschlichen Ernährung eine bedeutende Rolle zur Energiegewinnung ein. Es werden Unterschiede zwischen komplexen und einfachen Kohlenhydraten gemacht. Komplexe Kohlenhydrate müssen zunächst aufgespalten werden, um ihren Weg ins Blut zu finden.

Dahingegen gelangen einfache Kohlenhydrate sofort ins Blut und stehen dem Menschen unmittelbar zur Verfügung. Bedingt durch den schnellen Blutzuckeranstieg wird das Hormon Insulin in großer Menge ausgeschüttet. Bei Personen, die abnehmen wollen, entstehen dadurch die gefürchteten Heißhungerattacken. In durchgeführten Studien wurde festgestellt, dass vermehrte Insulinschübe den Fettabbau verhindern beziehungsweise die Fetteinlagerungen im menschlichen Körper fördern. Dieser Vorgang bildet die Grundlage für eine spätere Erkrankung an Diabetes.

Verzehr von zu vielen Kohlenhydraten macht dick

Ob Kohlenhydrate Dickmacher sind, hängt stets von der gesamten Energiebilanz des Tages ab, sowie davon, zu welcher Tageszeit und in welcher Menge diese verzehrt werden. Wer morgens gern ein Vollkornbrötchen isst und zu Mittag ein Reisgericht mit Gemüse, der kann abends mit einem guten Gewissen einen frischen Salat verzehren. Dadurch ist die Möglichkeit gegeben, die Aufnahme an Kohlenhydraten über den gesamten Tag verteilt zu verringern, so dass eine Gewichtszunahme ausgeschlossen ist. Am Abend empfiehlt es sich, leichte Speisen zu sich zu nehmen. Dadurch erfährt der Magen über Nacht Entlastung, muss nicht so viel verdauen und es können sich keine großen Mengen an Kohlenhydraten ansetzen. Am Abend sollte daher weitgehend auf den Verzehr von Kohlenhydraten verzichtet, zumindest aber sollte dieser auf die kleinste mögliche Menge reduziert werden.

Wie Low Carb funktioniert

Durch eine Ernährung nach Low Carb kommt es zur Reduzierung des Kohlenhydrat-Anteils, welcher aus Zucker und Stärke besteht. Eiweiß und Fette sind hingegen nahezu unbegrenzt erlaubt. In der Regel gliedert sich die Low Carb Diät in drei Kategorien. Im ersten Bereich werden so gut wie keine Kohlenhydrate verzehrt. Der zweite Zeitraum ist durch die Aufnahme von geringen Mengen an Kohlenhydraten gekennzeichnet. Im letzten Abschnitt der Diät geht es um die Zielsetzung, das durch Low Carb erlangte Gewicht halten zu können. Hier ist eine tägliche Zufuhr komplexer Kohlenhydrate erlaubt. Dies bedeutet, es können Vollkornprodukte, Gemüse und Hülsenfrüchte in den Speiseplan eingebaut werden.

Am Abend ohne Kohlenhydrate trotzdem satt – mit Low Carb kein Problem

Zahlreiche übergewichtige Personen oder solche, die auf Grund verschiedener gesundheitlicher Probleme unter einigen Kilos zu viel, leiden, möchten gern auf schnelle Art und Weise abnehmen – wissen jedoch meistens keinen geeigneten Weg. Ernährungsberater geben oft die Empfehlung, nach 17 Uhr keine Kohlenhydrate mehr zu verzehren – Low Carb heißt das Zauberwort. Wird in den Abendstunden Brot mit Wurst gegessen, geht dies immer auf eine Gewichtszunahme hinaus. Die Bauchspeicheldrüse muss zum Abbau von Kohlenhydraten, welche in Brot enthalten sind, Insulin ausschütten. Dadurch treten vermehrt Schwankungen im Bereich des Blutzuckerspiegels auf. Diese wiederum hemmen die Verbrennung von Fett. Damit dieser negative Effekt verhindert werden kann, empfiehlt sich ein abendlicher Verzicht auf Kohlenhydrate.

Die hauptsächlichen Energieträger der Low Carb Ernährung, Protein und Fett, tragen mehr zur Sättigung bei als Kohlenhydrate. Außerdem verhelfen diese zu einer besseren Ausschüttung des Hormons Insulin, weshalb es bei dieser Diät-Form zu einer Minimierung des

Hungergefühls kommt. Vielfach durchgeführte Untersuchungen brachten die positive Wirkung des schnelleren Abnehmens dank Low Carb zu Tage.

Wer sich maßvoll an der Low Carb Ernährung orientiert, hat gute Chancen, erfolgreich dauerhaft abzunehmen. Zudem kann dieser Personenkreis einen prophylaktischen Beitrag im Kampf gegen die Zuckerkrankheit leisten.

Zwar ist die Einhaltung der Ernährung auf der Basis des Low Carb Prinzips nicht immer ganz einfach, denn eine bestimmte Kenntnis über die unterschiedlichen Nahrungsmittel und deren Zusammensetzung ist Voraussetzung. Low Carb kann einzig dann funktionieren, wenn die komplette Kalorienzufuhr über den gesamten Tag verteilt abnimmt und damit die Energiebilanz sich im sauberen Bereich befindet. Dennoch ergibt die Low Carb Ernährung einen Sinn für all jene, die dauerhaft abnehmen und ihr neues Gewicht halten wollen, indem auf Lebensmittel verzichtet wird, in denen eine hohe Anzahl von einfachen Kohlenhydraten versteckt ist.

Verzicht auf Kohlenhydrate – Aktivierung des natürlichen Fatburners

Wenn am Abend keine oder relativ wenig Kohlenhydrate eingenommen werden, ist eine genügende Niedrighaltung des Insulinspiegels im menschlichen Körper möglich. Dadurch wird das Wachstumshormon Somatotropin aktiviert. Dieses hat auch als natürlicher Fatburner Bekanntheit erlangt. Somatotropin wirkt sich positiv im Kampf gegen überflüssige Pfunde aus. Der Blutzuckerspiegel wird stabilisiert, Fett wird ab- und Muskeln aufgebaut. Menschen mit mehr Muskelmasse weisen dadurch selbst im Ruhezustand einen höheren Verbrauch an Kalorien auf. Es lohnt sich also durchaus, abends auf Rezepte mit möglichst wenigen Kohlenhydraten auszuweichen, um so problemlos im Monat bis zu zwei Kilo zu verlieren. Allerdings ist dieser Effekt nur dann möglich, wenn eine negative Energiebilanz vorherrscht. Das heißt, nur wer über den kompletten Tag verteilt ein höheres Maß an Kalorien verbraucht, als er mit der Ernährung aufnimmt, kann erfolgreich abnehmen.

Alte Gewohnheiten brechen - frisch kochen und abnehmen

Viele Menschen haben sich im Verlaufe ihres

Lebens daran gewöhnt, Fertigprodukte oder beispielsweise im Supermarkt erhältliche Fertigsalate für das Abendessen einzukaufen. Diesen fällt es nun schwer, hierauf zu verzichten und ihre alten Gewohnheiten in Bezug auf das klassische Abendessen abzulegen und sich somit auf eine Low Carb Ernährung einzulassen. Aus diesem Grunde empfiehlt es sich, anfangs erst einmal an einem Abend in der Woche auf Kohlenhydrate zu verzichten. Diese werden durch satt machende Eiweiße ersetzt. Zu finden sind diese vorwiegend in den bekannten Eiweißshakes sowie in frischem Fisch, Salat, Quark und Käseprodukten und in magerem Fleisch. Obst ist zwar allgemein gesund, sollte jedoch auf Grund seines enorm hohen Gehalts an Fruchtzucker nur geringfügig genossen werden. In Fruchtzucker sind hohe Mengen an Kohlenhydraten enthalten. Daher ist dem Obst der Verzehr von Gemüsestückchen vorzuziehen.

Was im Rahmen einer Low Carb Diät auf den Speiseplan darf

Wer sich nach Low Carb ernährt, wird überwiegend Salate und Gemüse verzehren. Obst ist zwar auch gestattet, jedoch nur in Maßen. Ergänzung erfährt die Low Carb Ernährung durch Fleisch- und Milchprodukte sowie Fisch. Pflanzliche Fette und Nüsse mit einem hohen Fettgehalt passen ebenso gut in diese Diät-Form. Andererseits sollte von Nahrungsmitteln mit einem extrem hohen Anteil an Kohlenhydraten Abstand gehalten werden. Dazu gehören unter anderem

- Backwaren
- Fast Food
- Kartoffeln
- Nudeln
- Reis
- Salzgebäck
- Süßwaren

Anhand der folgenden Rezepte wird versucht, einen kurzen Einblick in die kohlenhydratarme Ernährungsform Low Carb für ein gesundes Abendessen zu geben. Ich wünsche guten Appetit!

Ihre Miriam Lewis

Rezepte

Erfrischende Suppe mit Steinbeißer

Kcal 180 | Eiweiß 24,0 g | Fett 8,0 g | Kohlenhydrate 2,0 g pro 100 g

4 Personen

Zutaten
1 Stück Ingwer
1 rote Chilischote
3 Stangen Zitronengras
1 EL Rapsöl
600 ml klassische Gemüse
1 Knoblauchzehe
5 Champignons
4 Stiele Koriander
1 Limette
2 EL Fischsauce (Thai)
200 g Steinbeißer

Zubereitung

1. Schneiden Sie 30 g Ingwer in grobe Stücke.
2. Halbieren Sie die Chilischote, entkernen sie und waschen sie diese.
3. Das Zitronengras wird geputzt und in grobe Stücke geschnitten.

4. Erhitzen Sie das Öl in einem Topf und dünsten Sie das Zitronengras ca. 1 Minute farblos an.
5. Geben Sie die Hälfte der Chilischote und die Ingwerstücke dazu.
6. Füllen Sie nun mit Brühe auf und lassen es 20 Minuten bei mittlerer Hitze kochen.
7. In der Zwischenzeit schälen Sie den restlichen Ingwer und den Knoblauch.
8. Schneiden Sie diese und die restliche Chilischote in sehr feine Streifen.
9. Waschen Sie nun den Koriander, schütteln ihn trocken und zupfen Sie danach die Blättchen ab.
10. Gießen Sie die Suppe durch ein feines Sieb, indem Sie dazu einen zweiten Topf nehmen.
11. Pressen Sie nun 2 EL Saft aus der Limette.
12. Zu der Suppe wird nun die Fischsauce und der Limettensaft gegeben, dann das Ganze noch einmal aufkochen lassen.
13. Danach geben Sie den Ingwer, Knoblauch, Chili und die Champignons dazu.
14. Schneiden sie nun den Steinbeißer in große Würfel und geben ihn in die Suppe.
15. Der Steinbeißer wird bei sehr kleiner Hitze 3 bis 4 Minuten ziehen gelassen.
16. Jetzt bestreuen Sie die Suppe mit dem Koriander und servieren sie.

Tomate auf Rucola-Beet

Kcal 83 | Eiweiß 3,4 g | Fett 5,3 g | Kohlenhydrate 4,9 g pro 100 g

2 Personen

Zutaten
200 g Rucola
200 g Cherrytomaten
Balsamico Creme
1 Spritzer frischer Zitronensaft
1 EL Olivenöl
Muskat
Meersalz, Pfeffer
Frischer Basilikum
Petersilie

Zubereitung
1. Befreien Sie den gewaschenen und verlesenen Rucola von den Stielen.
2. Schneiden Sie die gewaschenen Tomaten in Hälften.
3. Bereiten sie durch das Mischen von Balsamico Creme, Pfeffer, Salz, Zitronensaft und Olivenöl das Dressing zu.
4. Nach Geschmack können Sie etwas Muskat dazu geben.
5. Zum Schluss ergänzen Sie das Ganze mit dem Basilikum und der Petersilie.

Kraut Topf

Kcal 247 | Eiweiß 21,0 g | Fett 16,0 g | Kohlenhydrate 3,0 g pro 100 g

4 Personen

Zutaten
1 Schalotte
100 g Champignons
2 EL Öl
150g Rinderfilet
Salz, Pfeffer
0,5 TL Paprika Pulver (edelsüß)
375 g Sauerkraut (3 Minuten Garzeit, Dose, Abtropfgewicht)
250 ml Rinderbrühe
3 Cornichons
2 EL saure Sahne

Zubereitung

1. Schneiden Sie die geschälte Schalotte in feine Würfel.
2. Die Champignons reiben Sie mit Küchenkrepp ab, putzen und schneiden sie in Scheiben.
3. Erhitzen Sie Öl in einem Topf und braten Sie die Pilze und die Schalotte darin ca. 3 Minuten bei mittlerer Hitze an, dabei umrühren.

4. In der Zwischenzeit trocknen Sie das Filet und halbieren es längs, danach wird es in dünne Scheiben geschnitten.
5. Das Fleisch geben Sie jetzt zu der Pilz-Zwiebel- Mischung und braten es ca. 1 Minute mit an.
6. Würzen Sie jetzt mit Salz und Pfeffer und 2 - 3 Prisen von dem Paprikapulver.
7. Geben Sie nun das Sauerkraut mit der Brühe in einen Topf und lassen Sie das Ganze aufkochen, danach wird der Topf von der Kochstelle genommen, und nun zugedeckt ca. 3 Minuten ziehen lassen,
8. Nachdem Sie die Cornichons in schräge, dünne Streifen geschnitten haben, heben Sie diese unter das Sauerkraut.
9. Der Sauerkraut Filet Topf auf den Tellern anrichtet.
10. Die saure Sahne muss noch glatt gerührt werden und jeweils 1 EL Löffel und etwas Paprika Pulver auf das Kraut geben.

Vegetarische Röllchen

Kcal 240 | Eiweiß 18,0 g | Fett 18,0 g | Kohlenhydrate 3,0 g pro 100 g

4 Portionen

Zutaten
2 große Zucchini
100 g hauchdünn geschnittener Parmaschinken
0,5 Chilischote oder Chilipulver
2 Frühlingszwiebeln
1 EL Olivenöl
1 EL Zitronensaft
Salz, Pfeffer
250 g fettarmer Mozzarella

Zubereitung

1. Reiben Sie die gewaschenen Zucchini trocken.
2. Mit einem Sparschäler oder einem scharfem Messer werden die Zucchini dann geschält und in dünne Streifen geschnitten.
3. Zupfen Sie den Mozzarella in kleine Stücke oder schneiden Sie diesen wahlweise in Scheiben.
4. Belegen Sie einige Streifen Zucchini mit Mozzarella, Schinken und Chili.
5. Pfeffern Sie diese und dann wird mit dem Schinken eingerollt und mit einem Zahnstocher

fixiert.
6. Die Röllchen stellen Sie in eine feuerfeste Form.
7. Die restlichen Zucchini und die Frühlingszwiebeln werden kleingehackt und darüber verteilt.
8. Das Ganze würzen Sie mit etwas Salz und Pfeffer und beträufeln es mit Olivenöl und Zitronensaft.
9. Im vorgeheizten Backofen wird das Ganze bei 180 Grad für 20 Minuten überbacken.

<u>Serviertipp:</u> Reichen Sie das Gericht mit etwas Reis oder Ciabatta.

Gemüses-Hähnchen-Suppe

Kcal 201 | Eiweiß 36,9 g | Fett 4,8 g | Kohlenhydrate 4,5 g pro 100 g

4 Personen

Zutaten
600 g Hähnchenfleisch aus der Brust
600 ml Gemüsefond
250 g Knollensellerie
2 Karotten
0,5 Lauchstange
2 EL Sojajoghurt
1 Ei
1 große Zwiebel
4 Knoblauchzehen
Petersilie
Basilikum
Salz, Pfeffer

Zubereitung

1. Trocknen Sie das gewaschene Hähnchenfleisch mit Küchenkrepp.
2. Schneiden Sie nun das Fleisch in Würfel.
3. Zerkleinern Sie das Fleisch, so dass es Hackfleisch wird.
4. Hacken Sie die gewaschenen Basilikum Blätter grob.

5. Geben Sie zu dem Hähnchengehackten Salz, Pfeffer, den gewürfelten Knoblauch, die Basilikumblätter und der Sojajoghurt dazu.
6. Trennen Sie das Ei und geben das Eigelb zu der Masse und vermengen Sie alles ordentlich.
7. Formen Sie kleine Klöße mit ca. 3 Zentimeter Durchmesser.
8. Nun halbieren Sie die Karotten längs und schneiden Sie diese in dünne Scheiben.
9. Der geschälte Knollensellerie wird in kleine Würfel geschnitten.
10. Halbieren sie den Lauch, waschen und schneiden ihn dann in feine Ringe.
11. Zu dem Öl in einem Topf geben Sie die Zwiebelwürfen und den Knoblauch, und lassen beides glasig dünsten.
12. Nun geben Sie Lauch, Sellerie und Karotten dazu und braten das Ganze gut an.
13. Anschließend löschen Sie das Gericht mit dem Gemüsefond ab.
14. Zwischenzeitlich geben Sie in gesalzenes, kochendes Wasser die Klöße
15. Schwimmen die Klöße oben, können sie mit einer Schaumkelle herausgenommen werden.
16. Die Klöße geben Sie nun in die Gemüsesuppe und lassen das Ganze nochmals etwa 20 Minuten leicht köcheln.
17. Füllen Sie die Suppe in Schälchen und streuen Sie zum Schluss fein gehackte Petersilie darüber.

Vegetarisches Pfännchen

Kcal 300 | Eiweiß 19,0 g | Fett 22,0 g | Kohlenhydrate 5,0 g pro 100 g

2 Personen

Zutaten
2 große Tomaten ca. 125g
200 g Tofu
0,5 Bund Bärlauch (etwa 6 Blätter)
1 EL Kürbiskerne
2 EL Olivenöl
Salz, Pfeffer

Zubereitung
1. Schneiden Sie von den gewaschenen Tomaten die Stielansätze keilförmig heraus.
2. Schneiden Sie das Fruchtfleisch in Scheiben.
3. Lassen Sie den Tofu gut abtropfen und schneiden ihn in Scheiben.
4. Den gewaschenen und trocken geschüttelten Bärlauch hacken Sie mit einem großen Messer fein.
5. Geben Sie dieses zusammen mit den Kürbiskernen und etwas Öl in einen Mörser und reiben alles zu einer Paste.
6. Legen Sie ein Stück Alufolie doppelt und formen Sie dieses zu einem festen, kleinen Schälchen.

7. Schichten Sie jetzt die Tomaten- und Tofu Scheiben in die Schälchen und streuen Sie dann Salz und Pfeffer darüber.
8. Beträufeln Sie das Ganze mit dem Bärlauch Pesto und garen Sie es ca. 15 Minuten auf einem heißen Grill.

Setzei

Kcal 140 | Eiweiß 8,9 g | Fett 10,4 g | Kohlenhydrate 2,9 g pro 100 g

2 Personen

Zutaten

200 g grüner Spargel
2 Eier
Frische Kresse
2 TL Butter
Muskat
Salz, Pfeffer

Zubereitung

1. Vom geschälten grünen Spargel schneiden Sie an den unteren Enden etwa 2 - 3 Zentimeter ab.
2. Bündeln Sie den Spargel in zwei gleichmäßig große Portionen und wickeln Sie ihn mit Küchengarn zusammen.
3. Bringen Sie nun etwa 2 Liter Wasser zum Kochen und geben Sie reichlich Salz dazu.
4. Lassen Sie den Spargel unter Hinzugabe von etwas Zucker und Butter für rund 10 Minuten kochen.
5. In der mit etwas Öl bepinselten Pfanne braten Sie 2 Eier.
6. Nehmen Sie den Spargel mit einer

Schaumkelle aus dem Wasser und richten Sie ihn auf einem Teller an.

Serviertipp: Drapieren Sie die Spiegeleier servieren Sie das Ganze mit der frischen Kresse, Salz, Pfeffer und Muskat.

Low Carb-Meeresfrüchte

Kcal 227 | Eiweiß 19,0 g | Fett 12,0 g | Kohlenhydrate 5,0 g pro 100 g

4 Portionen

Zutaten
400 g Tintenfischtuben
3 Tomaten
8 Kapernäpfel aus dem Glas
50 g schwarze Oliven mit Stein
1 Knoblauchzehe
3 EL Olivenöl
Salz, Pfeffer
75 ml trockener Weißwein oder Fischfond
75 ml Tomatensaft
2 Stiele Basilikum

Zubereitung

1. Putzen Sie den Tintenfisch und ziehen Sie die Chitin Platten heraus.
2. Danach entfernen Sie gründlich alle Häute.
3. Spülen Sie die Tuben gründlich innen und außen gut ab und tupfen Sie diese dann trocken.
4. Schneiden Sie nun die Tuben in feine Ringe.
5. Waschen Sie die Tomaten und entfernen dann die Stielansätze durch keilförmiges herausschneiden.

6. Vierteln Sie die Tomaten und entkernen Sie sie, danach hacken Sie die Tomatenstücke grob.
7. Halbieren Sie die Kapernäpfel und die Oliven. Den geschälten Knoblauch hacken Sie fein.
8. Erhitzen Sie nun Olivenöl in einer Pfanne und braten Sie die Calamari darin scharf an.
9. Nachdem Sie die Calamari aus der Pfanne genommen haben, wird mit Weißwein oder Fischfond abgelöscht.
10. Würzen Sie nun mit Salz und Pfeffer und kochen das Ganze noch einmal gut auf, lassen Sie es ca. 1 Minute köcheln.
11. Das gewaschene und trocken getupfte Basilikum wird gezupft und grob gehackt.
12. Geben Sie die Calamari und den Basilikum in die Sauce und lassen Sie alles kurz aufkochen.
13. Dann das Ganze für 2 – 3 Minuten schmoren lassen.
14. Die Calamari verteilen sie auf vier Teller.

<u>Serviertipp:</u> Reichen Sie das Gericht mit geröstetem Vollkornbrot.

Falscher Hase

Kcal 281 | Eiweiß 23,4 g | Fett 17,3 g | Kohlenhydrate 4,3 g pro 100 g

6 Personen

Zutaten
600 g frisches Rindergehacktes
200 ml Gemüsefond
2 EL Tomatenmark
2 Möhren
1 Tomate
2 Zwiebeln
3 Knoblauchzehen
2 Eigelb
2 Low Carb Brötchen
1 TL Senf
0,5 TL kleine Kapern
1 TL Zucker
Thymian gerebelt
1 EL Öl
Salz, Pfeffer

Zubereitung
1. Schneiden Sie die geschälten Möhren in Scheiben.
2. Die gewaschene Tomate wird in Stücke geschnitten.
3. Halbieren Sie die geschälte Zwiebel und

würfeln Sie diese.
4. Die zweite Zwiebel schneiden Sie nach dem Schälen in dünne Streifen.
5. Halbieren Sie nun den geschälten Knoblauch.
6. Entfernen Sie die Kruste von den Brötchen und schneiden Sie sie in grobe Würfel.
7. Anschließend weichen Sie diese in Milch ein.
8. Dünsten Sie die Zwiebelwürfel in einer Pfanne an und geben diese danach zum Hackfleisch in eine Schüssel.
9. Dazu geben Sie nun Eigelb, Senf, gehackte Kapern, Thymian, Salz und Pfeffer.
10. Gießen Sie überschüssige Milch von den Brötchenwürfeln ab und geben Sie dies in die Schüssel.
11. Formen Sie aus dem Teig zwei gleichmäßig große Laibe.
12. Geben Sie Öl in eine Pfanne und braten Sie den Hackbraten von allen Seiten gleichmäßig an-
13. Heizen Sie den Backofen auf 120 Grad vor.
14. Nehmen Sie den Hackbraten aus der Pfanne und braten Sie nun darin die restlichen Zwiebeln hinein, dünsten Sie diese kurz an und geben Sie das restliche Gemüse dazu.
15. Löschen Sie das Ganze mit Gemüsefond ab.
16. Geben Sie den Hackbraten wieder zum Gemüse. Das Ganze kommt nun für 45 Minuten in den vorgeheizten Backofen.
17. Nach der Hälfte der Zeit wenden Sie ihn und

füllen bei Bedarf etwas Gemüsefond auf.
18. Pürieren Sie für die Soße etwas Gemüse und lassen Sie das mit der restlichen Bratenflüssigkeit noch einmal kurz aufkochen.
19. Schmecken Sie mit Zucker, Salz und Pfeffer ab.

Lachs a la Mamma

Kcal 225 | Eiweiß 15,0 g | Fett 17,0 g | Kohlenhydrate 1,0 g pro 100 g

4 Personen

Zutaten
2 frische Lachsfilets ca. 350 g
1 EL weiße Pfefferkörner
4 EL Wacholderbeeren
1 TL Koriander Samen
40 g grobes Meersalz
1 EL Zucker
2 Bund Dill
1 Bund Petersilie
2 EL Olivenöl
1 EL mittel scharfer Senf
2 EL Weiß Weinessig
1 TL flüssiger Honig
5 EL Rapsöl
1 EL saure Sahne
¼ Zitrone
Salz, schwarzer Pfeffer

Zubereitung

1. Spülen Sie den Lachs gut ab und trocknen ihn mit Küchenpapier.
2. Noch vorhandene Gräten entfernen Sie mit

einer Pinzette.
3. Legen Sie die Filets mit der Hautseite nach unten auf die Arbeitsplatte.
4. Die Pfefferkörner, Wacholderbeeren und Koriandersamen werden nun in einem Mörser grob zerstoßen und mit Salz und Pfeffer vermischt.
5. Mit der Würzmischung reiben Sie beide Seiten der Filets ein.
6. Den gewaschenen Dill und die Petersilie schütteln Sie trocken.
7. Das Bund Dill und die Petersilie werden mit den Stielen grob gehackt.
8. Die gehackten Kräuter verteilen Sie nun über die Filets, danach wird es mit Olivenöl beträufelt.
9. Legen Sie die Lachshälften mit den gewürzten Seiten aufeinander, so dass die Hautseiten nach außen zeigen.
10. Geben Sie den Lachs in einem großen Gefrierbeutel und verschließen Sie ihn gut, damit keine Flüssigkeit heraus kommt.
11. Legen Sie den Beutel in ein Gefäß und beschweren Sie ihn mit Gewichten gut.
12. Danach kommt das Ganze für 24 Stunden in den Kühlschrank.
13. Dabei müssen Sie den Fisch mindestens zwei Mal wenden und die Filets dürfen sich nicht voneinander trennen.
14. Um die Sauce zuzubereiten, zupfen Sie die

Fähnchen vom Dill und hacken Sie diesen fein.
15. Senf wird nun in einer Schüssel mit Essig und Honig gut verquirlt.
16. Damit die Sauce andickt, lassen Sie das Rapsöl in einem feinen Strahl dazu laufen und schlagen dabei das Ganze kräftig.
17. Heben Sie saure Sahne und den gehackten Dill unter.
18. Pressen Sie von einem Viertel der Zitrone den Saft aus.
19. Schmecken Sie die Sauce zum Schluss mit Salz, Pfeffer und ein wenig Zitronensaft ab.
20. Bevor Sie den Lachs servieren, nehmen Sie ihn aus dem Beutel und tupfen ihn vorsichtig ab, so dass Kräuter und Gewürze so gut wie möglich entfernt werden.
21. Schneiden sie den Lachs schräg zur Faser in sehr dünne Scheiben und trennen ihn von der Haut.

Gemüse Püree auf Schwein

Kcal 245 | Eiweiß 33,0 g | Fett 9,0 g | Kohlenhydrate 5,0 g pro 100 g

4 Personen

Zutaten
1 großer Romanesco
Salz, Pfeffer (grob)
400 g Schweinefilet
1 TL eingelegter grüner Pfeffer
1 TL rosa Pfefferbeeren
1 EL Rapsöl 2 Stiele Basilikum
1 EL Joghurtbutter ca. 15 g
1 EL Pesto

Zubereitung

1. Teilen Sie den gewaschenen und geputzten Romanesco.
2. Geben Sie die Stücke in einen Topf und bedecken Sie sie knapp mit Wasser.
3. Lassen Sie ihn aufkochen und zugedeckt ca. 10 – 12 Minuten garen.
4. In der Zwischenzeit können Sie das Schweinefilet abspülen und trockentupfen. Salzen und pfeffern sie es.
5. Zerdrücken Sie nun die rosa und grünen Pfefferkörner mit einem Messerrücken und

reiben Sie das Filet rundherum damit ein.
6. In einer mit Öl beträufelten Pfanne braten Sie das Filet rundherum scharf an.
7. Regeln Sie danach die Hitze auf mittlere Stufe und lassen Sie das Ganze für weitere 8 - 10 Minuten braten, dabei das Wenden nicht vergessen.
8. In der Zwischenzeit kann das Basilikum gewaschen, trocken geschüttelt und gezupft werden.
9. Das Schweinefilet aus der Pfanne nehmen und in Alufolie warm stellen.
10. Gießen Sie den Romanesco ab, geben ihn wieder in einen Topf und geben Sie Butter und Pesto dazu.
11. Mit einem Stabmixer können Sie das Ganze nach Belieben zerkleinern.
12. Nachdem Sie das Filet in Scheiben geschnitten haben, können Sie es mit dem Romanesco Püree anrichten und mit Basilikum bestreuen.

Low Carb Knobisuppe

Kcal 137 | Eiweiß 2,0 g | Fett 11,0 g | Kohlenhydrate 1,4 g pro 100 g

4 Personen

Zutaten
150 g Bärlauch
500 ml Gemüsebrühe
150 ml Creme Fraiche
1 Schalotte
1 EL Olivenöl
1 Bund Schnittlauch
Salz, Pfeffer

Zubereitung

1. Den gewaschenen und getrockneten Bärlauch schneiden Sie in dünne Streifen.
2. Erhitzen Sie Öl in einem Topf und dünsten sie nun die Schalotte glasig.
3. Geben Sie Bärlauch und Brühe dazu und lassen das Ganze für ca. 10 Minuten leicht köcheln.
4. Pürieren Sie alles mit dem Pürier Stab und rühren Sie Creme Fraiche darunter.
5. Lassen Sie die Suppe noch einmal aufkochen und schmecken dann mit Salz und Pfeffer ab.
6. Zum Schluss geben Sie den Schnittlauch dazu.

Lammlachs

Kcal 220 | Eiweiß 28,7 g | Fett 9,5 g | Kohlenhydrate 4,7 g pro 100 g

2 Personen

Zutaten

250 g Lammlachs
1 Roman Salatherz
1 Bund Rucola
6 Radieschen
6 Cherrytomaten
1/3 Bio Gurke
1 Möhre
30 g Alfalfa Sprossen
1 EL Olivenöl
5 Zweige Thymian
2 Zweige Rosmarin
Salz, Pfeffer

Zubereitung

1. Waschen Sie die Lammlachse und trocknen Sie diese mit Küchenkrepp.
2. Trennen Sie Thymian- und Rosmarinblätter vom Stiel und hacken Sie beides.
3. Reiben damit die Lammlachse ein, salzen und pfeffern Sie sie.
4. Lassen Sie die Lachse in Alufolie etwa 30 Minuten durchziehen.

5. Waschen Sie nun das Gemüse und zupfen Sie danach alles klein.
6. Viertel Sie die Gurke, die Radieschen und die Cherrytomaten.
7. Schneiden Sie die geschälte Möhre in kleine Stücke.
8. Geben Sie alles in eine Schüssel und vermengen es miteinander, nun noch einmal mit Salz und Pfeffer abschmecken.
9. Braten Sie die Lammlachse in einer mit ein wenig Öl beträufelten Pfanne scharf von jeder Seite an.
10. Schneiden Sie die Lammlachse in dünne Scheiben und richten Sie diese zusammen mit dem Salat an.
11. Verteilen Sie am Schluss die Alfalfa Sprossen darüber und servieren dann.

Knobi Scampi

Kcal 174 | Eiweiß 23,0 g | Fett 7,0 g | Kohlenhydrate 3,0 g pro 100 g

4 Personen

Zutaten
3 Knoblauchzehen
1 Bund glatte Petersilie
2 EL Olivenöl
Meersalz, Pfeffer
400 g Scampi (fertig)
12 Champignons
1 rote Paprikaschote ca. 200 g

Zubereitung

1. Drücken Sie den geschälten Knoblauch mit einer Knoblauchpresse in eine Schüssel.
2. Die gewaschene und trockengeschüttelte Petersilie hacken Sie fein.
3. Geben Sie das Ganze zu dem Knoblauch und rühren Sie Öl darunter. Pfeffer und Salz nicht vergessen!
4. Schneiden Sie bei den Scampi am Rücken entlang und entfernen Sie den schwarzen Darm.
5. Die gut abgespülten und trocken getupften Scampi mischen Sie unter das Würzöl.
6. Decken Sie nun die Schüssel mit

Frischhaltefolie ab und lassen Sie das Ganze 1 - 2 Stunden im Kühlschrank marinieren.
7. Putzen Sie die Pilze mit einem Pinsel oder einer Pilzbürste oder einfach mit Küchenkrepp.
8. Nun wird die Paprikaschote halbiert, entkernt und gewaschen sowie in 2 cm große Würfel geschnitten.
9. Nehmen Sie die Scampi aus der Marinade und lassen Sie diese gut abtropfen.
10. Danach werden die Stücke abwechselnd mit Paprika und Pilzen auf einen Edelstahl Spieß gesteckt, der etwa 60 cm lang sein sollte.
11. Das Gemüse pinseln Sie mit ein wenig von der Marinade ein.
12. Grillen Sie die Spieße auf einem heißen Rost und drehen Sie sie dabei mehrmals um.
13. 8 – 10 Minuten sollten sie grillen und dabei kann öfter mit der Marinade bestrichen werden dabei sollte keine Marinade in die Glut tropfen.

Frische Blattsalate Phantasia

Kcal 257 | Eiweiß 3,0 g | Fett 25,0 g | Kohlenhydrate 3,0 g pro 100 g

4 Personen

Zutaten
1 Römersalatherz (ca. 150g)
1 kleiner Radicchio
1 Limette
1 EL Ahorn Sirup
Fleur de sel.
Pfeffer
6 EL Olivenöl
1 reife Avocado
2 Stiele Basilikum
1 Stück Pecorino (ca. 30g)

Zubereitung

1. Die gewaschenen, geputzten und trocken geschleuderten Salate können Sie sie entweder etwas zerteilen oder so in eine Schüssel geben.
2. Pressen Sie die halbierte Limette aus.
3. Für die Vinaigrette mischen Sie den Limettensaft mit etwas Ahornsirup und etwas Fleur de sel. und Pfeffer, und verrühren dann das Ganze.
4. Danach schlagen sie mit einem Schneebesen

Olivenöl darunter.
5. Schälen Sie nun die Avocado, halbieren sie und entfernen dann den Stein, das Fruchtfleisch kann nun in dünne Streifen geschnitten werden.
6. Von dem gewaschenen und trocken getupften Basilikum zupfen Sie die Blätter, die Sie in feine Streifen schneiden.
7. Träufeln Sie nun die Hälfte der Vinaigrette über den Salat und richten Sie ihn dann auf 4 Tellern an.
8. Geben Sie die restliche Sauce über die Avocado und garnieren Sie den Salat damit.
9. Zum Schluss geben Sie das Basilikum darüber und den gehobelten Pecorino.

Urige Pilz Pfanne

Kcal 231 | Eiweiß 10,5 g | Fett 19,8 g |
Kohlenhydrate 4,5 g pro 100 g
4 Personen

Zutaten
600 g Pfifferlinge
1 Zwiebel
1 Knoblauchzehe
1 EL Butter
1 Zwei Rosmarin
2-3 Zweige Thymian
Meersalz, Pfeffer

Zubereitung
1. Spülen Sie die geputzten Pilze ab und lassen sie diese abtropfen.
2.Den geschälten Knoblauch sowie die geschälte Zwiebel werden in feine Würfel geschnitten.
3. Geben Sie die Butter in eine Pfanne und tun Sie einen Tropfen Öl dazu.
4. Braten Sie nun die Zwiebel und Knoblauch Würfel kurz darin an.
5. Geben Sie den Thymian und die Rosmarin dazu und schwenken Sie alles gut durch.
6. Jetzt können Sie die Pilze dazu geben und das Ganze mit Salz und Pfeffer abschmecken.
7. Bei leichter Hitze sollte alles leicht bräunlich anbraten.

Gemüse-Kräuter Eierkuchen

Kcal 259 | Eiweiß 16,0 g | Fett 21,2 g | Kohlenhydrate 2,5 g pro 100 g

3 Personen

Zutaten
6 Eier
3 Tomaten
30 Gramm Gouda
1 Bund Basilikum
Mineralwasser
30 g Butter
Meersalz, Pfeffer

Zubereitung

1. Erwärmen Sie den Backofen auf 160 Grad.
2. Die aufgeschlagenen Eier geben Sie in eine große Schüssel.
3. Dazu kommt etwas Mineralwasser, Salz und Pfeffer. Verquirlen Sie alles locker miteinander.
4. Schneiden Sie die gewaschenen Tomaten in dünne Scheiben.
5. Waschen Sie Basilikum, trocknen ihn und schneiden Sie ihn ebenfalls in dünne Streifen.
6. Reiben Sie nun den Gouda.
7. Erwärmen Sie in einer beschichteten Pfanne etwas Butter mit einem Tropfen Öl.

8. Jetzt kann die Ei Masse dazu gegeben werden.
9. Ist die Masse gestockt, verteilen Sie die Tomatenscheiben auf dem Omelette.
10. Jetzt wird der geriebene Gouda darüber gestreut.
11. Geben Sie nun die Pfanne in den Backofen.
12. Nach 10 Minuten kann das Omelett wieder heraus genommen werden
13. Vor dem Servieren streuen Sie ein wenig Basilikum darüber.

Pikante Spieße vom Grill

Kcal 123 | Eiweiß 49,0 g | Fett 10,7 g | Kohlenhydrate 4,2 g pro 100 g
6 Personen

Zutaten
800 g Schweinefleisch
100 g Bauchspeck
4 Knoblauchzehen
1 rote Chilischote
1 TL Harissa
1 TL Samba Olek
Eisbergsalat (Hälfte)
1 rote Paprika
1 Bio Limette
Salz, Pfeffer
1 TL Zucker
1 EL Olivenöl

Zubereitung
1. Schneiden Sie das Schweinefleisch in ca. 3x3 Zentimeter große Würfel.
2. Der Bauchspeck kann nun in dünne Scheiben geschnitten werden.
3. Halbieren Sie die Limette, pressen Sie eine Hälfte davon aus und geben den Saft in eine Schüssel.
4. Pressen sie nun den Knoblauch und mischen ihn zusammen mit dem Saft der Limette und

Samba Olek sowie Harissa.
5. Geben Sie nun Salz und Pfeffer dazu und vermengen das Ganze gut.
6. Nachdem die Chilischote in dünne Ringe geschnitten wurde, kann sie zusammen mit dem Schweinefleisch und dem Bauchspeck in die Marinade.
7. Das Ganze sollte nun ordentlich vermischt werden.
8. Entweder die Schüssel kommt für 24 Stunden in den Kühlschrank oder Sie lassen es gute 15 Minuten ziehen.
9. Schneiden sie nun den Salat kleine und halbieren Sie die Paprika (Steg und Kerne sollten entfernt werden).
10. Danach wird die Paprika in Würfel geschnitten, die Limette in dünne Scheiben.
11. Geben Sie Olivenöl, den restlichen Saft der Limette, Zucker dazu und vermengen Sie das Ganze.
12. Schmecken Sie die Vinaigrette mit Salz und Pfeffer ab.
13. Nachdem das Fleisch und der Bauchspeck abwechselnd auf Holzspieße gegeben wurde, können die Spieße für 2 - 3 Minuten von jeder Seite auf den Grill.
14. Geben Sie den Salat in kleine Schüsseln und gießen das Dressing darüber.
15. Die Limettenscheiben werden für die Garnierung gebraucht.

Gemüse-Tofu-Pfanne

Kcal 98 | Eiweiß 10,0 g | Fett 4,0 g | Kohlenhydrate 5,0 g pro 100 g

2 Portionen

Zutaten
80 g Tofu
1 Knoblauchzehe
0,5 TL grüner Pfeffer
1 Fenchelknolle (ca. 250 g)
50 ml klassische Gemüse
3 Tomaten (je 50 g)
Salz, Pfeffer

Zubereitung

1. Schneiden Sie den Tofu in 4 Scheiben.
2. Der geschälte Knoblauch wird zusammen mit dem Pfeffer sehr fein gehackt. Diese Mischung wird auf den Tofu gestrichen. Lassen Sie alles 10 Minuten durchziehen.
3. Die gewaschene und halbierte Fenchelknolle schneiden Sie in schmale Streifen. Das trocken geschüttelte Fenchelgrün wird beiseitegelegt.
4. Zusammen mit der Gemüsebrühe wird der Fenchel in einem Topf aufgekocht und bei kleiner Hitze 5 Minuten lang gedünstet.
5. Von den gewaschenen Tomaten werden die

Stielansätze keilförmig herausgeschnitten. Die halbierten Tomaten schneiden Sie in Spalten.
6. Geben Sie die Tomaten zum Fenchel. Legen Sie die Tofu-Scheiben darauf und lassen alles zugedeckt für ca. 5 Minuten bei kleiner Hitze garen.
7. Hacken Sie das klein gezupfte Fenchelgrün und geben die Tofu-Scheiben auf vorgewärmte Teller.
8. Nun wird das Gemüse mit Salz und Pfeffer abgeschmeckt.
9. Bestreuen Sie die angerichteten Tofu-Scheiben mit Fenchelgrün und servieren Sie alles.

Hauchdünn geschnittene Pilzplatte

Kcal 234 | Eiweiß 6,0 g | Fett 23,0 g | Kohlenhydrate 0,0 g pro 100 g

4 Portionen

Zutaten
250 g kleine, feste Steinpilze
2 Stiele Basilikum
8 EL Olivenöl
2 EL Zitronensaft
Fleur de sel.
Pfeffer
4 EL ital. Hartkäse, dünn gehobelt

Zubereitung

1. Schneiden Sie die geputzten Steinpilze in dünne Scheiben.
2. Die abgezupften Basilikumblätter werden nun in feine Scheiben geschnitten.
3. Beträufeln Sie 4 ofenfeste Teller mit je 1 EL Olivenöl.
4. Verteilen Sie darauf die in Scheiben geschnittenen Steinpilze.
5. Erwärmen Sie nun die Teller im vorgeheizten Backofengrill auf der mittleren Schiene ca. 1 Minute lang.
6. Verquirlen Sie das restliche Olivenöl mit dem

Zitronensaft.
7. Würzen Sie die Pilze mit Fleur de sel. und Pfeffer. Beträufeln Sie alles mit Zitronenöl und streuen Sie Basilikum und den dünn gehobelten Hartkäse darüber und servieren sie sofort.

Deftige Garnelen

Kcal 205 | Eiweiß 21,7 g | Fett 9,2 g | Kohlenhydrate 4,2 g pro 100 g

4 Personen

Zutaten
24 Garnelen (küchenfertig)
3 Packungen. Konjak Nudeln
30 g Cashewkerne
8 Cherrytomaten
4 Knoblauchzehen
1 rote Chilischote
1 rote Zwiebel
1 Bio Limette
0,5 Orange
0,5 Bund Koriander
4 EL Sojasauce
2 EL Olivenöl
Samba Olek
Salz, Pfeffer

Zubereitung

1. Spülen Sie die von Haut befreiten Garnelen ab und lassen sie sie gut abtropfen.
2. Pressen Sie nun den geschälten Knoblauch aus.
3. ¼ der Chilischote muss in dünne Scheiben

geschnitten werden, der Rest wird fein gewürfelt.
4. Nun pressen Sie die Orange aus.
5. Reiben Sie von der gewaschenen Limette die Schale ab und pressen Sie den Saft aus.
6. Geben Sie Knoblauch, Chilischote, Orangensaft, Limettenabrieb, 1 EL Limettensaft, Salz und Pfeffer in eine Schüssel und rühren das Ganze gut durch.
7. Die Garnelen werden 10 – 15 Minuten in die Marinade gegeben.
8. Bereiten sie die Konjak Nudeln nach Angaben zu, waschen Sie den Koriander und trocknen Sie ihn.
9. Der Koriander muss von den Stielen befreit werden.
10. Halbieren Sie die gewaschene Tomate.
11. Die geschälten Zwiebeln werden in dünne Ringe geschnitten.
12. Erwärmen Sie eine beschichtete Pfanne und braten Sie die Garnelen von beiden Seiten für 3 Minuten an.
13. Nachdem Sie die Garnelen aus der Pfanne genommen haben, können Sie diese in Alufolie warm halten.
14. Jetzt werden die Zwiebelringe in die Pfanne gegeben, kurz angebraten und danach kommen die Tomaten und die restlichen Chilischeiben dazu.
15. Sojasauce, Limettensaft und 1 TL Samba

Olek wird dazu gegeben und kurz mit angebraten.

16. Geben Sie ganz zum Schluss die Garnelen dazu.

17. Nehmen Sie eine zweite beschichtete Pfanne und geben Sie die Cashewkerne hinein, diese werden erwärmt, wobei die Pfanne immer geschwenkt werden sollte.

18. Die vorbereiteten Nudeln werden in eine Schüssel gegossen und die Garnelen darüber verteilt.

19. Die Cashewkerne werden zum Garnieren verwendet und zum Schluss kommt etwas Koriander darüber.

Lachs und Frischkäse

Kcal 68 | Eiweiß 3,5 g | Fett 3,0 g | Kohlenhydrate 2,3 g pro 100 g

8 Personen

Zutaten
1 große Zucchini
200 g Frischkäse
150 g geräucherter Lachs (bio)
0,5 Bund Schnittlauch
1 Zitrone (bio)
Meersalz, Pfeffer

Zubereitung

1. Schneiden Sie die Zucchini in ca. 5 mm dicke Scheiben.
2. Braten Sie die Zucchini Scheiben in der erhitzten Pfanne an.
3. Suchen Sie ein paar Schnittlauchhalme, die besonders gut aussehen heraus.
4. Hacken Sie den Rest fein und vermischen dieses dann mit dem Frischkäse und dem Meerrettich.
5. Schmecken Sie das Ganze mit Salz und Pfeffer ab und bestreichen Sie die angebratenen Zucchinischeiben mit dem Frischkäse und legen Sie etwas Lachs darauf.

6. Die zusammengerollten Zucchini binden Sie mit dem Schnittlauch zusammen.
7. Die Röllchen werden jetzt mit etwas Saft der Zitrone bestrichen.

Knackiger Rohkostsalat

Kcal 187 | Eiweiß 17,0 g | Fett 11,0 g | Kohlenhydrate 4,0 g pro 100 g

2 Portionen

Zutaten
1 Bund Radieschen
1 kleiner Frisée Salat
0,5 Mini-Salatgurken
1 rote Zwiebel
2 EL Sprossen (z. B. Radieschen Sprossen)
2 kleine Gewürzgurken
100 g Harzer Käse
3 EL heller Balsamessig
2 EL klassische Gemüse
Salz, Pfeffer
2 EL Olivenöl

Zubereitung

1. Schneiden Sie die geputzten und trocken getupften Radieschen in dünne Scheiben.
2. Der trocken geschleuderte Salat wird in mundgerechte Streifen zerteilt.
3. Schneiden Sie die geschälten Gurken in dünne Scheiben.
4. Die geschälten und halbierten Zwiebeln werden in feine Ringe geschnitten.

5. Lassen Sie die Sprossen in einem Sieb gut abtropfen.
6. Die gut abgetropften Gewürzgurken hacken Sie sehr fein. Würfeln Sie dazu den Harzer Käse grob.
7. Mischen Sie nun Essig, Gemüsebrühe, Pfeffer und Olivenöl.
8. Die anderen Zutaten können Sie nun untermischen. Lassen Sie alles 10 Minuten ziehen und vergessen Sie nicht, mit Salz und Pfeffer zu würzen.
9. Jetzt können Sie das Frisée untermischen und servieren.

Saftiges Hähnchen im knusprigen Mantel

Kcal 168 | Eiweiß11,0 g | Fett 13,0 g | Kohlenhydrate 0,0 g pro 100 g

8 Portionen

Zutaten
3 EL Öl
1 TL scharfes Paprikapulver
8 Hähnchenunterkeulen (je ca. 100 g)
8 Scheiben durchwachsener Speck

Zubereitung

1. Mischen Sie das Öl mit dem Paprikapulver in einer großen Schüssel.
2. Verteilen Sie das gemischte Gewürz mit den Händen auf den Hähnchenunterkeulen.
3. Nun wird ein Backblech im heißen Ofen bei 200 Grad auf mittlerer Schiene vorgeheizt.
4. Umwickeln Sie in der Zwischenzeit die gewürzten Hähnchenkeulen mit durchwachsenem Speck.
5. Legen Sie das Backblech mit Backpapier aus und setzen Sie die Hähnchenkeulen darauf.
6. Das belegte Backblech wird nun für eine dreiviertel Stunde im heißen Ofen hellbraun gebraten. Stellen Sie zum Gericht eine Flasche Tomatenketchup dazu.

Gefülltes Eiweiß

Kcal 218 | Eiweiß 21,0 g | Fett 13,0 g | Kohlenhydrate 3,0 g pro 100 g

4 Portionen

Zutaten
6 Eier
2 EL Salatcreme
2 EL Joghurt (1,5% Fett)
1 TL Wasabi-Paste
Salz, Pfeffer
0,5 Bio-Limetten
125 g geräucherte Putenbrust (in Scheiben)
1 Beet Kresse

Zubereitung

1. Lassen Sie die angepieksten Eier in kochendem Wasser für ca. 10 Minuten hart kochen. Danach gießen Sie die Eier ab, schrecken sie ab, pellen diese und lassen sie abkühlen.
2. Rühren Sie die Salatcreme mit Joghurt und Wasabi glatt. Würzen Sie mit Salz und Pfeffer.
3. Mischen Sie die halbe ausgepresste Limette mit dem fein gewürfelten und gewürzten Putenbrustaufschnitt.
4. Aus den von Ihnen halbierten Eiern wird das

Eigelb herausgelöst und fein gehackt.
5. Füllen Sie die Eihälften mit der Wasabi-Creme, dem gehackten Ei und der Putenbrust.
6. Die frisch geschnittene Kresse können Sie nun auf die gefüllten Eier streuen und auf einer Platte anrichten.

Spieß vom Rind mit Würzsauce

Kcal 138 | Eiweiß 12,0 g | Fett 9,0 g | Kohlenhydrate 1,0 g pro 100 g

3 Portionen

Zutaten
100 g cremige Kokosmilch
2 EL Sojasauce
2 EL Erdnussmus
10 g frischer Ingwer
2 TL fein abgeriebene Bio-Limettenschale
1 EL Limettensaft Cayennepfeffer
1 doppelt dickes Hüftsteak (400 g)
3 EL Sojasauce

Zubereitung

1. Weichen Sie 8 Holzspieße für eine halbe Stunde in warmes Wasser ein.
2. Verrühren Sie die Kokosmilch mit der Sojasauce und dem Erdnussmus zu einer cremigen Masse.
3. Der dünn geschälte Ingwer wird nun fein gehackt.
4. 2 Esslöffel der abgeriebenen Bio-Limettenschale und 1 Esslöffel Limettensaft werden untergerührt.
5. Schmecken Sie alles mit Cayennepfeffer ab.

6. Schneiden Sie das Hüftsteak in 8 dicke Streifen.
7. Stecken Sie die Spieße ziehharmonikaförmig auf.
8. Die Spieße werden auf einem geölten Grillrost ca. 6 Minuten lang gegrillt.
9. Bestreichen Sie dabei die Spieße mit Sojasauce. Nun können Sie die fertigen Spieße mit der Erdnuss-Kokossauce servieren.

Pikanter Asia Barsch

Kcal 292 | Eiweiß 36,0 g | Fett 14,0 g | Kohlenhydrate 3,0 g pro 100 g

4 Portionen

Zutaten
600 g Rotbarschfilet (mit Haut)
2 rote Chilischoten
2 EL Thai-Fischsauce
3 Stangen Zitronengras
1 Stange Lauch (ca. 250 g)
1 Stück Ingwer (ca. 15 g)
400 g Brokkoli
3 EL Rapsöl
3 EL Austernsauce
150 ml Geflügelbrühe

Zubereitung

1. Schneiden Sie das gewaschene und trocken getupfte Fischfilet in Streifen.
2. Die geputzten Chilischoten werden in Ringe geschnitten.
3. Mischen Sie den Fisch mit dem Chili und lassen Sie alles ca. 1 Stunde abgedeckt ziehen.
4. Das trocken getupfte Zitronengras wird nun in Stücke geschnitten.
5. Schneiden Sie den geputzten Lauch in Ringe

und reiben den Ingwer fein.
6. Teilen Sie den gewaschenen Brokkoli in kleine Röschen und schneiden Sie den Stiel in Stücke.
7. Braten Sie unter Rühren den Brokkoli, den Lauch und das Zitronengras im Wok. Geben Sie den Ingwer, die Austernsauce und die Geflügelbrühe dazu und lassen Sie alles für ca. 3 Minuten kochen.
8. Entnehmen Sie das gekochte Gemüse und reinigen Sie den Wok mit einem Küchentuch.
9. Erhitzen Sie das restliche Rapsöl im Wok und geben Sie die trocken getupften Fischstücke hinein. Bei mittlerer Hitze wird der Fisch für ca. 4 Minuten gebraten.
10. Die gebratenen Fischstücke und das Gemüse verteilen Sie nun auf vorgewärmte Teller.

Vegetarische Bratlinge

Kcal 225 | Eiweiß 27,0 g | Fett 10,0 g | Kohlenhydrate 5,0 g pro 100 g

4 Portionen

Zutaten
400 g schnittfester Tofu
1 Zwiebel
1 Möhre (ca. 100 g)
1 rote Chilischote
50 g Emmentaler
4 Stiele Petersilie
2 Eier
Salz, Pfeffer
0,5 Zitronen
1 Knoblauchzehe
3 Stiele Minze
150 g Joghurt (1,5% Fett)
Cayennepfeffer
1 EL Rapsöl

Zubereitung

1. Schneiden Sie den trocken getupften Tofu in kleine Würfel.
2. Geben Sie dann die Tofu-Würfel in ein Küchentuch und drücken es kräftig aus.
3. Die geschälten Zwiebeln werden grob

gehackt. Danach werden die Möhren geschält und grob gewürfelt. Alles zusammen kommt in einen Standmixer und wird fein püriert.
4. Hacken Sie eine längs halbierte Chili-Schote grob. Zusammen mit fein geriebenem Emmentaler, grob gehackter Petersilie, einem Ei und einem Eigelb wird die gehackte Chili-Schote zur Tofu-Masse gegeben. Würzen Sie alles mit Salz und Pfeffer.
5. Die durchgemixte Masse wird nun zugedeckt für ca. 1 Stunde kalt gestellt.
6. In dieser Zeit pressen Sie die halbe Zitrone aus und drücken den geschälten Knoblauch durch die Presse in eine Schüssel.
7. Geben Sie fein gehackte Minze zum Knoblauch. Rühren Sie Joghurt und ca. 2 EL Zitronensaft unter. Schmecken Sie alles mit Salz, Pfeffer und Cayenne-Pfeffer ab.
8. Formen Sie aus der Tofu-Masse 8 flache Buletten und erhitzen Sie diese in einer mit Öl beschichteten Pfanne von jeder Seite ca. 4 Minuten goldbraun.
9. Servieren Sie nun die Buletten mit dem Dip.

Vegetarische Spieße

Kcal 115 | Eiweiß 10,0 g | Fett 6,0 g | Kohlenhydrate 3,0 g pro 100 g

4 Spieße

Zutaten
200 g Tofu
6 EL Teriyaki-Sauce
1 gelbe Paprikaschote
8 Kirschtomaten (ca. 100 g)
Pfeffer
2 TL Sesamöl

Zubereitung

1. Schneiden Sie den abgetropften Tofu in Würfel und geben Sie die Würfel in eine Schüssel.
2. Jetzt mischen Sie die Teriyaki-Sauce unter und lassen alles für eine halbe Stunde ziehen. Wenden Sie ab und zu alles.
3. Halbieren Sie die gewaschene Paprikaschote und schneiden Sie sie in gleichmäßige Stücke.
4. Die gewaschenen und geputzten Tomaten lassen Sie im Sieb abtropfen.
5. Stecken Sie nun Tofu, Paprikastücke und Tomaten auf vier Grill-Spieße.
6. Die fertigen Spieße werden nun in eine Alu-

Grillschale gelegt und unter gelegentlichem Wenden auf dem heißen Grill für ca. 8 Minuten gegart.

7. Nun können Sie die Spieße pfeffern, mit Sesamöl beträufeln und servieren.

Cremige Kaviar-Eier

Kcal 180 | Eiweiß 11,0 g | Fett 13,0 g | Kohlenhydrate 2,0 g pro 100 g

12 Portionen

Zutaten
15 Eier (M)
175 g Doppelrahmfrischkäse
4 TL Tafelmeerrettich
1 TL Dijon-Senf
2 EL Olivenöl
Salz, Pfeffer
100 Stiele Dill
100 g gemischter Salat (küchenfertig)
1 Beet Gartenkresse
1 Glas Forellenkaviar (50 g)

Zubereitung

1. Halbieren Sie die hart gekochten Eier längs. Streichen Sie die heraus gelösten Eigelbe durch ein Sieb.
2. Geben Sie Meerrettich, Frischkäse, Senf, Olivenöl, ½ TL Salz und etwas Pfeffer zum Eigelb. Verrühren Sie vorbereitete Masse mit einem Handmixer.
3. Rühren Sie die fein geschnittenen Dill-Ästchen unter.

4. Füllen Sie die Masse in einen Spritzbeutel mit großer Sterntülle. Jetzt wird die Masse in die Eihälften gespritzt.
5. Richten Sie den geschleuderten Salat auf einer Platte an und verteilen darauf die gefüllten Eier.
6. Schneiden Sie Kresse vom Beet.
7. Garnieren Sie die Eier mit Forellenkaviar und Kresse.

Low Carb Joghurt Pfanne

Kcal 163 | Eiweiß 11,0 g | Fett 10,0 g | Kohlenhydrate 5,0 g pro 100 g

4 Portionen

Zutaten
1 Knoblauchzehe
0,5 Bund Kerbel
0,5 Bund Schnittlauch
400 g Joghurt (1,5% Fett)
Salz, Pfeffer
40 ml Weißweinessig
4 Eier
1 EL Olivenöl
2 TL Paprikapulver

Zubereitung

1. Geben Sie in eine flache Schale den fein gehackten Knoblauch, die trocken geschüttelten Kräuter, die gehackten Kerbelblätter und den in Röllchen geschnittenen Schnittlauch. Mischen Sie alles mit dem Joghurt, Salz und Pfeffer.
2. Lassen Sie 1,5 Liter gesalzenes Wasser in einem großen Topf kochen und gießen Sie Essig dazu.
3. Die vorsichtig aufgeschlagenen Eier werden nun vorsichtig mit Hilfe einer Suppenkelle ins

Wasser gelegt. Warten Sie dabei ab, bis das Wasser nach jedem Ei wieder kocht. Nur so werden Eigelb und Eiweiß zusammengehalten.
4. Lassen Sie die Eier im leicht siedenden Wasser 5 Minuten gar ziehen, bis das Eiweißfest ist. Legen Sie die abgetropften Eier in die Joghurtsauce.
5. Erhitzen Sie unter Rühren Paprikapulver in einer kleinen Pfanne.
6. Das erhitzte Paprika-Öl können Sie nun über die Eier träufeln. Jetzt können Sie das Gericht servieren.

Fettarmes Fleisch auf Salatbett

Kcal 96 | Eiweiß 4,0 g | Fett 8,0 g | Kohlenhydrate 1,0 g pro 100 g

4 Portionen

Zutaten
1 kleiner Frisèesalat (120 g)
1 Lollo bionda (ca. 250 g)
2 EL Apfelessig
2 TL süßer Senf
2 EL mediterrane Gemüsebrühe
3 EL Rapsöl
Salz, Pfeffer
1 Bund Schnittlauch
60 g Bündner Fleisch (sehr dünne Scheiben)

Zubereitung

1. Zerteilen Sie den gewaschenen und trocken geschleuderten Frisée sowie Lollo bionda in mundgerechte Stücke.
2. Aus den verrührten Zutaten Essig, Senf, Gemüsebrühe, Rapsöl, Salz und Zucker fertigen Sie ein Dressing.
3. Schneiden Sie den gewaschenen und trocken geschüttelten Schnittlauch in kleine Röllchen und geben Sie ihn zum Dressing dazu. Gießen Sie das Dressing über den Salat und mischen Sie

alles gut durch.
4. Richten Sie das Bündner Fleisch kreisförmig auf einem flachen Teller an.
5. Verteilen Sie den frisch zubereiteten Salat auf den Fleischscheiben und servieren Sie alles.

Vitaminreiches Ei-Pfännchen

Kcal 178 | Eiweiß 13,0 g | Fett 12,0 g | Kohlenhydrate 2,0 g pro 100 g

4 Portionen

Zutaten
1 Knoblauchzehe
1 Zwiebel
1 kg frischer Blattsalat
2 EL Rapsöl
Muskatnuss
Salz, Pfeffer
4 Eier

Zubereitung

1. Würfeln Sie den geschälten Knoblauch und die Zwiebeln sehr fein.
2. Lassen Sie den geputzten und gründlich gewaschenen Spinat leicht abtropfen.
3. Erhitzen Sie nun das Rapsöl in der Pfanne und dünsten Sie die Zwiebel und den Knoblauch bei mittlerer Hitze glasig.
4. Geben Sie den tropfnassen Spinat zu und lassen Sie ihn unter Rühren zusammenfallen. Jetzt reiben Sie etwas Muskat hinein und würzen alles mit Salz und Pfeffer.
5. Geben Sie den Spinat in eine Schüssel und

lassen ihn etwas abkühlen.
6. Teilen Sie den abgekühlten Salat in 4 Portionen. Formen Sie aus den Salat Kugeln und drücken Sie ihn über eine Schüssel gut aus.
7. Auf einem mit Backpapier ausgelegtem Blech setzen Sie die flachgedrückten Spinatkugeln auf. Formen Sie in die Mitte der Spinatkugeln eine Vertiefung.
8. Lassen Sie in jede Vertiefung ein aufgeschlagenes Ei hineingleiten.
9. Stellen Sie das Backblech bei 200 Grad für ca. 20 Minuten auf der mittleren Schiene des Backofens.
10. Das mit Salz und Pfeffer gewürzte Gericht kann nun serviert werden.

Edles Fischfilet

Kcal 268 | Eiweiß 30,0 g | Fett 13,0 g | Kohlenhydrate 5,0 g pro 100 g

4 Portionen

Zutaten
4 Saiblings Filets (mit Haut, je ca. 175 g)
1 Bio-Zitrone
6 Wacholderbeeren
1 TL schwarze Pfefferkörner
40 g grobes Meersalz
2 EL Zucker (ca. 40 g)
1 EL Senfkörner
1 Bund Dill
1 EL Honig
4 EL Rapsöl
4 EL mittel scharfer Senf
Salz, Pfeffer

Zubereitung

1. Waschen Sie die entgräteten Saiblings Filets und legen Sie sie mit der Hautseite nach unten in eine Auflaufform.
2. Reiben Sie eine Zitronenschale fein. Legen Sie eine Zitrone beiseite. Sie wird am nächsten Tag gebraucht.
3. Die grob gemahlenen Wacholderbeeren,

Pfefferkörner, Meersalz und Senfkörner können Sie mit der Zitronenschale mischen.
4. Verteilen Sie nun die Gewürzmischung gleichmäßig auf den Filets. Decken Sie die gewürzten Filets mit Frischhaltefolie ab und stellen Sie alles für 12 Stunden in den Kühlschrank.
5. Am nächsten Tag hacken Sie den gewaschenen und trocken geschüttelten Dill sehr fein. Halbieren Sie die beiseitegelegte Zitrone und pressen sie aus.
6. Verquirlen Sie nun Senf, Öl, den ausgepressten Zitronensaft und Honig in einer Schüssel. Gewürzt wird mit Pfeffer und Salz.
7. Trocknen Sie die abgespülten Fischfilets trocken und schneiden Sie dünne Scheiben von der Haut.
8. Servieren Sie das Gericht auf Tellern oder einer Platte.

Exotisches Schoten-Curry

Kcal 108 | Eiweiß 4,0 g | Fett 8,0 g | Kohlenhydrate 5,0 g pro 100 g

4 Portionen

Zutaten

3 Schalotten
1 Stück frische Kokosnuss (für 50 g Fruchtfleisch
1 rote Chilischote
500 g Okraschoten
0,5 kleine Limetten
1 EL Rapsöl
1 EL helle Senfkörner
1 TL Kurkuma
1 EL Kreuzkümmelsamen
10 getrocknete Curryblätter
50 ml Kokoswasser
Salz, Pfeffer

Zubereitung

1. Würfeln Sie die geschälten Schalotten sehr fein und raspeln Sie das Kokosnuss-Fleisch.
2. Die gewaschene Chili-Schote wird in dünne Scheiben geschnitten.
3. Schneiden Sie die trocken geriebene Okraschote in Stücke und pressen Sie die halbe

Limette aus.
4. Erhitzen Sie nun Öl im Wok und dünsten Sie die Schalotten-Würfel. Geben Sie Kurkuma, Senfkörner, Kreuzkümmel, Chili und Curryblätter dazu und braten alles für ca. 3 Minuten bei starker Hitze unter ständigem Rühren.
5. Lassen Sie die in Stücke geschnittenen Okraschoten für ca. 4 Minuten mitbraten.
6. Rühren Sie das Kokoswasser unter und nehmen alles vom Herd.
7. Mischen Sie das geraspelte Kokosnuss-Fleisch unter und vergessen Sie nicht, mit Salz und Pfeffer zu würzen. Jetzt kann serviert werden.

Impressum

Herausgegeben von

Viktor Neumann
Zähringerstr. 308
79108 Freiburg

14683084R00050

Printed in Poland
by Amazon Fulfillment
Poland Sp. z o.o., Wrocław